AF314158

LETTRE D'UN OCTOGÉNAIRE

SUR L'HYGIÈNE ALIMENTAIRE

DES ENFANTS

IMPRIMERIE GÉNÉRALE DE LYON
30, RUE CONDÉ, 30

1881

IMPRIMERIE GÉNÉRALE DE LYON

J.-E. ALBERT

30, RUE CONDÉ, 30.

LETTRE D'UN OCTOGÉNAIRE

SUR L'HYGIÈNE ALIMENTAIRE

DES ENFANTS

> « Tu mangeras ton pain à la
> sueur de ton front. »
> « Quand tu jeûneras, parfu-
> me-toi la tête. »

LES générations nouvelles n'ont plus la
vigueur de celles qui les ont précédées.
Voilà une plainte assez commune ; ce qui
l'est moins, c'est l'explication de ce fait don-
née par un de ces hommes d'autrefois, qui
avait conservé à un âge très-avancé toute la

fraîcheur de son esprit et avait pris soin de consigner les observations de sa longue expérience dans une lettre adressée à son docteur. Voici un extrait de cette lettre :

« En contraste avec les cas d'anémie si fréquents dans les grandes villes, surtout chez ceux qui élèvent leurs enfants au milieu des réunions du monde et ne les abritent pas contre l'écueil de la bonne chère, il n'est pas besoin d'aller chercher des exemples de santé robuste dans les premiers âges du monde, ni chez les peuples encore sauvages : ici même, sur les bords de notre lac Léman, et surtout à mesure que vous vous éloignez du fond de la vallée, qu'ont envahi les étrangers, et où ils ont introduit tous les besoins de leurs estomacs débilités, vous trouverez encore une population robuste, qui ignore la goutte et les rhumatismes et ne s'enrhume pas.

D'où vient la force de santé de ces braves gens, qui cependant sont mal nourris et mal

logés — si ce n'est précisément de *leur so-*
briété forcée, qui leur a constitué un bon esto-
mac? Cela semble un paradoxe et, cependant,
rien n'est plus vrai — *l'estomac, surtout dans*
la jeunesse, ne peut être formé qu'à la condi-
tion que son alimentation l'obligera à travailler,
et à travailler péniblement.

En effet, qu'est-ce qu'un être vivant, si ce
n'est un être qui a la puissance de s'assimiler
les substances étrangères dont il est envi-
ronné, pour les métamorphoser en sa propre
substance? Les plantes, qui sont fixées dans le
sol, choisissent aussi leur nourriture, et je vous
prie de remarquer que ce ne sont pas celles
qui croissent dans un sol très-riche, dont le
tissu est le plus ferme et le plus serré : ce sont,
au contraire, les arbres qui ont crû dans des
lieux arides qu'on préfère pour la charpente
et qui font de bons brasiers, et ces qualités
sont dues à ce qu'un travail a été imposé au
système digestif de l'arbre pour absorber ou

s'assimiler les principes nutritifs qui n'étaient pas en quantité surabondante autour de lui.

L'homme, les animaux ne sont pas dans des conditions différentes. Pour faire du bon chyle, condition d'un sang riche, créateur d'organes sains, il faut que l'estomac soit aiguisé par la faim, et qu'il puisse travailler sur des substances qui ne soient pas déjà métamorphosées par plusieurs opérations antérieures qui ne lui laisseraient rien à faire. Le système digestif est un organe qui ne diffère point de tous les autres, et qui se perfectionne par l'exercice, tout comme se perfectionne l'œil d'un marin dans les voyages de long cours, l'oreille d'un chef d'orchestre qui finit par distinguer la note fausse dans le coup d'archet de cinquante violons.

J'insiste donc sur ce principe : *pour former un corps sain, il faut imposer à l'estomac une digestion qui soit un travail.* Ce principe, encore une fois, semble une contradiction, et cependant il est une des lois essentielles de tout organe. — Les bras du boulanger se développent par le rude exercice auquel l'oblige le pétrissage de sa pâte, tandis que ses jambes restent souvent frêles ; c'est tout le contraire pour le facteur rural ou le danseur.

Vous remarquerez que je ne vous parle point ici de l'alimentation des malades, car vous ne pouvez prendre l'estomac que pour ce qu'il est ; et ce n'est pas le moment de faire son éducation que celui où le principe vital affaibli l'a rendu incapable de digestion ; je ne m'occupe que de l'homme en santé, et des moyens de lui conserver ce premier des biens.

Voyons donc ce que doit être l'alimentation dans les différents âges de la vie, et suivons ici les indications de la nature : dans l'enfance et avant la formation des dents, le lait, les bouillies, les potages farineux et tous les aliments qui s'avalent sans se mâcher sont indiqués, et le feu du foyer doit remplacer cette

première élaboration qui se fait plus tard dans
la bouche avec l'aide des dents et le mélange
de la salive, mais c'est bien à tort que l'ado-
lescent continue à se nourrir en grande partie
comme s'il n'avait pas de dents, et avale dès
le matin une boisson chaude qui endort et
énerve les forces digestives. Une grande partie de nos populations est tombée dans cet
abus; comme elles n'emploient plus leurs
dents, Celui qui les leur avait données les leur
retire après de vives et longues souffrances.

La caducité de l'âge ramène l'homme et sa
nourriture au point de départ; il ne peut plus
mâcher parce qu'il n'en a plus besoin, sa dé-
pense par les sueurs et les autres sécrétions se
ralentit, son sang doit s'appauvrir pour ne pas
porter dans ses membres un excès de vitalité
qui tournerait à son dommage. Le vieillard
qui absorbe le même genre d'aliments dont il
avait besoin entre trente et quarante ans est
frappé d'apoplexie ou de paralysie, même s'il

ne fait aucun excès. Toutes les maladies de la circulation du sang, les catarrhes, les anévrismes, les varices des différents organes, la goutte, et une foule d'inflammations dont les noms rempliraient un vocabulaire, reconnaissent pour cause principale un sang trop riche ou trop abondant ; ces maux s'aggravent encore si le sang n'est pas épuré par la sueur bénie du travail, qui ne lui est que rarement possible, et par l'influence salutaire de l'air libre et pur que l'on respire dans les campagnes.

Le pays qu'on habite doit aussi modifier la nourriture, car les productions varient avec les climats.

L'homme est né dans les pays chauds, son enfance a commencé dans ces régions fortunées ; il y a vécu de fruits, de légumes, de racines, d'œufs et de coquillages ; quand il s'est avancé vers les pôles, l'action du soleil lui faisant défaut, il a dû remplacer ces aliments élé-

mentaires par une nourriture plus riche, par
le lait, par la chair des poissons, et par celle
des animaux que la Providence y a préparés
pour lui : le nègre suce une canne à sucre,
et cela lui suffit ; dans l'Inde, quelques ba-
nanes et l'eau d'un ruisseau sont toute la nourriture d'un brahme ; un Arabe vit de quelques
poignées de riz et de quelques tasses de café,
tandis qu'un habitant des climats tempérés
souffrirait beaucoup d'un tel régime, car les
besoins vont toujours croissant à mesure qu'on
atteint une latitude plus élevée ; cependant le
paysan breton, dans un pays déjà froid, vit
presque uniquement de pain, et c'est sans
doute à cette alimentation, qui a toutes les bé-
nédictions attachées à la sobriété, que cette
nation doit son énergie vitale, son courage et
sa riche imagination.

Toutes ces considérations, qui découlent du
simple bon sens, devraient exercer sur le régime des voyageurs et des Européens qui se

transportent dans des colonies lointaines, une influence qu'elles n'exercent certainement pas.

Combien d'hommes intelligents, ayant quitté l'Europe à la fleur de l'âge, pleins de vie et de santé, reviennent mourir sur le sol natal après un très-petit nombre d'années passées dans l'Inde ! Ils ne digèrent plus, leur foie a acquis une grosseur démesurée, et d'autres désordres intérieurs sont le résultat d'une alimentation qui eût été peut-être saine en Angleterre, mais que l'excessive chaleur du climat a changée en un véritable empoisonnement.

Tous ces maux eussent pu être évités en se conformant au régime alimentaire des indigènes, auquel ils auraient dû se préparer pendant leur longue traversée et dès les premiers jours de leur débarquement.

N'y a-t-il pas quelque chose d'analogue, quoique les conséquences n'en soient pas aussi brusquement fatales, dans la persévérance avec laquelle des hommes nés dans des contrées plus septentrionales, conservent imperturbablement chez nous leurs habitudes hygiéniques? Car il me semble évident qu'au bout d'un certain nombre d'années, l'alimentation d'un habitant de Munich, de Dresde ou de Varsovie, continuée sans modification au bord de notre lac, doit détruire sa santé, et telle est sans doute la cause pour laquelle tant de malades, venant chercher la guérison dans des climats plus doux, n'y trouvent que la mort ou s'en retournent avec une maladie aggravée.

Il me resterait encore à faire l'examen de l'influence qu'exercent les boissons toniques qui contiennent de l'alcool ou des substances telles que les amers, et celles qui excitent le système nerveux et sont censées favoriser la digestion en appelant le sang sur son organe principal et en accélérant sa circulation.

Il est un principe que vous connaissez mieux

que moi, Monsieur le Docteur, qui est bien
manifeste dans les soporifiques, tels que ceux
que l'on tire de l'opium.

Le morphium a une première action cal-
mante et soporifique qui, au bout de quelques
heures, fait place à une réaction excitante et
quelquefois fiévreuse.

Le vin et les amers subissent la même loi :
après avoir favorisé la digestion des aliments,
ils laissent le système digestif dans un état
d'atonie qui s'étend nécessairement à la digestion suivante ; il faut recommencer l'emploi
de la liqueur excitante, et malheureusement
chaque fois avec une dose un peu plus forte,
pour obtenir le même effet, car le tissu de
l'estomac, relâché par l'excitation, ne peut re-
venir à son état normal qu'après un très-long
temps de repos, et j'ai souvent entendu l'adage
que l'eau est le plus puissant des moyens
digestifs.

Le duc de Noailles me disait : « Butini m'a

refait un estomac en me mettant à l'eau. »

Vous comprenez que je ne proscris point ici l'emploi des toniques dans les maladies, ayant moi-même éprouvé le bon effet des frictions alcooliques, par exemple. En me les prescrivant, vous avez souvent hâté pour moi le retour à la santé. Mais autre est l'usage momentané, autre est l'usage habituel d'un tonique dont l'action sur l'estomac l'énerve pour la vie entière, surtout quand il est employé dans la jeunesse.

Tous les hygiénistes proscrivent le vin pour les enfants. Debreyne et Fonssagrives sont positifs à cet égard, et j'entends encore l'exclamation de ce dernier, quand à ma table il s'écriait : « Quoi ! vous donnez du vin à vos enfants ! »

La thèse que je soutiens n'est pas nouvelle ; ouvrez les pages de l'histoire et vous y lirez la défaite des peuples amollis par le luxe de la cuisine, et le triomphe des races dont la vie

est restée simple et frugale. Le peuple ro-
main en est le plus frappant exemple.

Jusqu'aux Césars il conserva sa sobriété,
ses soldats ne recevaient que du pain et des
légumes; aussi Rome triompha de toutes les
nations.

Mais vint l'empire, avec lui le bien-être, et
bientôt les barbares furent maîtres de leurs
vainqueurs.

Un hygiéniste a dit avec esprit : « La haute
« civilisation amène les cuisiniers et en même
« temps les médecins : les uns empoisonnent,
« les autres guérissent, et la seule différence
« est que les uns sont beaucoup plus sûrs
« d'atteindre leur but que les autres. »

Il me resterait beaucoup à dire sur l'influence qu'exerce l'état de l'estomac sur les
dispositions de l'âme, sur la gaieté, peut-être
même sur la bienveillance; j'en appelle à votre
esprit d'observation : quelle est la classe de la
société qui produit le plus de suicides? où

faut-il aller pour rencontrer des physionomies
qui portent l'empreinte de l'ennui, de la fati-
gue des jouissances et même du dégoût de la
vie? Vous les trouverez aux premières classes
des bateaux à vapeur et des chemins de fer,
dans les somptueux salons de nos grands hô-
tels, dans tous les lieux de plaisir que nos
grandes villes ouvrent à l'oisiveté. La vie la
plus austère et la plus renoncée est, à coup
sûr, celle des couvents et celle des infirmiers
dans les hôpitaux. Avez-vous jamais entendu
dire qu'un trappiste ait mis fin à ses jours parce
qu'il ne pouvait plus supporter l'austérité de
la règle monastique? Pour ce qui me concerne,
je n'ai jamais rencontré dans toute ma vie de
physionomies plus sereines, je dirais même
plus joyeuses, que celles des Sœurs de charité
dans le grand hôpital de Lyon. Le bonheur
est la récompense de ces femmes dévouées, il
jaillit de leur regard, et tous leurs traits en
sont éclairés.

Je m'arrête, cette lettre est déjà trop longue.... Non, l'estomac n'est pas un réservoir
qui reçoit indifféremment toute espèce de substances alimentaires, et qui les métamorphose
en un chyle d'autant plus parfait qu'elles con-
tiennent des principes nutritifs plus riches,
condensés en un plus petit volume, et qui sa-
tisfont davantage le goût.

Mais ce n'est pas avec nos sens ni avec
un organe extérieur que j'aurais dû comparer
l'estomac, mais avec un autre organe (également intérieur) dont l'analogie de fonctions
avec celui qui construit notre corps, ne peut
vous avoir échappé ; je veux parler du cerveau. L'esprit qui l'habite ne s'élève jusqu'à
la science que par un travail lent, pénible et
continu ; il faut qu'il observe, compare, ré-
fléchisse. L'analogie des fonctions spirituelles
de l'un et matérielles de l'autre vous frappera
sans doute, et vous en déduirez aisément les
conséquences, car si le cerveau ne se livrait

pas à ce travail, il resterait plongé dans l'idiotisme et la science n'existerait pas. De même l'estomac doit être obligé au travail. Des aliments condensés par une longue coction et déjà en quelque sorte digérés ne lui laissent rien à faire, *il les laisse passer tels qu'il les a reçus, et sans y joindre en quantité suffisante la salive, le suc gastrique et la bile,* ces principes qui appartiennent au corps humain, qui sont *les ouvriers sans le secours desquels* notre sang est un produit incomplet et probablement vicié, portant avec lui le principe de toutes les maladies. La nature des aliments serait donc d'autant plus propre à produire un corps sain, *qu'ils auraient été moins travaillés avant d'être absorbés.* Les végétaux qui n'ont encore subi qu'une seule élaboration seraient les premiers dans l'ordre de la salubrité, la chair des animaux herbivores formerait la seconde classe, et la troisième comprendrait les poissons et le gibier.

La cuisine, qui est une usurpation des fonctions de l'estomac, doit être considérée comme
d'autant plus malsaine qu'elle est plus re-
cherchée.

Les préparations culinaires des cuisiniers
fameux peuvent être qualifiées à bon droit de
véritables empoisonnements.

J'ai vu quelquefois à des tables d'hôte des
célibataires qui, ayant terminé leur carrière
active, et croyant n'avoir plus rien à faire qu'à
jouir des rentes qu'ils avaient amassées, se
mettaient en pension dans l'hôtel qui avait
le meilleur cuisinier ; aucun d'eux n'y a jamais
mangé longtemps et la maladie a toujours
assombri leurs derniers jours.

Je n'ai pas parlé des conditions d'exercice
et de plein air qui favorisent l'action de la
peau et des sécrétions nécessaires à l'épura-
tion du sang, parce que cette partie de l'hygiène est suffisamment connue ; je me suis
surtout permis d'insister sur la manière de

préparer les organes digestifs aux fonctions qu'ils doivent remplir, et je vous ferai encore remarquer que les sévères prescriptions de l'Eglise sur le jeûne et l'abstinence sont infiniment plus sages qu'on ne le croit, même au point de vue de la santé.) Ces prescriptions tracent exactement les limites dans lesquelles doit se tenir l'appétit de l'homme. Qui peut en effet tracer ces limites, si ce n'est précisément Celui-là seul qui connaît les secrets de notre organisme?) Et c'est un grand malheur que, sous prétexte d'affaiblissement des santés, l'observation de ces prescriptions soit tombée dans un tel oubli.

En effet, rien ne prépare mieux notre estomac à faire une bonne digestion que la vacuité de cet organe. Il faut qu'une digestion soit entièrement terminée avant d'obliger l'estomac à en commencer une autre; cela est élémentaire, mais l'observe-t-on? Hélas! l'oisiveté et le mauvais exemple ruinent à jamais

la santé des gens du monde, qui n'ont pas la
sagesse d'attendre d'avoir faim pour manger,
et qui ont même la déplorable habitude de
manger entre leurs repas, sous prétexte de se
rafraîchir.

Parlerai-je maintenant de l'usage des *émé-
tiques* et de celui des *purgatifs*, qui n'ont point
d'autre cause qu'une alimentation surabondante et de mauvaises digestions ? Ceux qui
savent faire diète à propos n'ont certes pas besoin d'avoir recours à ces expédients, qui ont
aussi leurs fâcheuses réactions.

Une objection me sera présentée, je le sens.
A la suite du jeûne, surtout s'il a été long,
il est difficile, me dira-t-on, de ne pas manger
avec un certain excès. La modération serait
sans doute préférable ; mais, dans la jeunesse
surtout, ces excès qui *exercent* l'estomac sont
loin d'avoir l'inconvénient qu'on leur sup-
posé. Le principe vital se manifeste par la
faim ; en empêchant celle-ci de naître on
éteint aussi l'activité vitale.

Je résume les aperçus contenus dans cette lettre en disant : « *Les parties les plus impor-* « *tantes de l'hygiène sont la formation de l'es-* « *tomac et la nature de l'alimentation. Celle-ci* « *est d'autant plus salubre qu'elle se compose* « *de substances plus élémentaires et moins tra-* « *vaillées. Cependant elle doit varier selon l'âge* « *et le climat du pays qu'on habite. Tous les to-* « *niques et les excitants doivent être proscrits* « *pour les enfants, et, en général, réservés aux* « *malades.* » De plus, l'on doit éviter aux en- fants les dîners recherchés, ne pas leur don- ner de vin, ne leur donner de la viande que tout au plus une fois par jour et sans sauce, et exiger qu'ils mangent beaucoup de pain à leurs repas.

N'élevons pas nos enfants comme si leurs premiers parents n'avaient pas été bannis du Paradis terrestre, car en les nourrissant de viandes et d'aliments succulents, en ne les as- treignant pas au travail, nous témoignons as-

sez que nous ne croyons pas à cette condam-
nation ou que nous la considérons comme
effacée par le laps du temps ou les souffrances
du Médiateur, ce qui serait la plus perni-
cieuse de toutes les hérésies que les passions
humaines aient tirées du principe de la ré-
forme. L'art culinaire est le fruit par excel-
lence de l'arbre empoisonné vers lequel Eve
fut conduite par l'esprit du mal.

Sachons donc observer, dans notre manière
de vivre, les règles que dicte la simple raison,
ne compromettons pas notre santé, et surtout
celle de nos enfants, par les dangereuses et
fugitives satisfactions du sens du goût.

Sachons, en outre, nous imposer l'exercice
qu'exige également la santé; n'usant que
modérément des moyens que l'industrie in-
vente chaque jour pour nous éviter toute fa-
tigue, nous nous garderons de désirer et de
rechercher un repos qui marquerait l'heure
de notre décadence et bientôt celle de notre
perte. »

Au lieu de ces pâles extraits, que ne puis-je faire revivre devant tous les yeux l'auteur de cet écrit, conservant jusqu'à l'âge de 88 ans une vigueur toute juvénile, un tact parfait, et croissant sans cesse en générosité pour autrui, en sévérité envers lui-même, et surtout en dévouement joyeux à son Dieu et Sauveur !

————

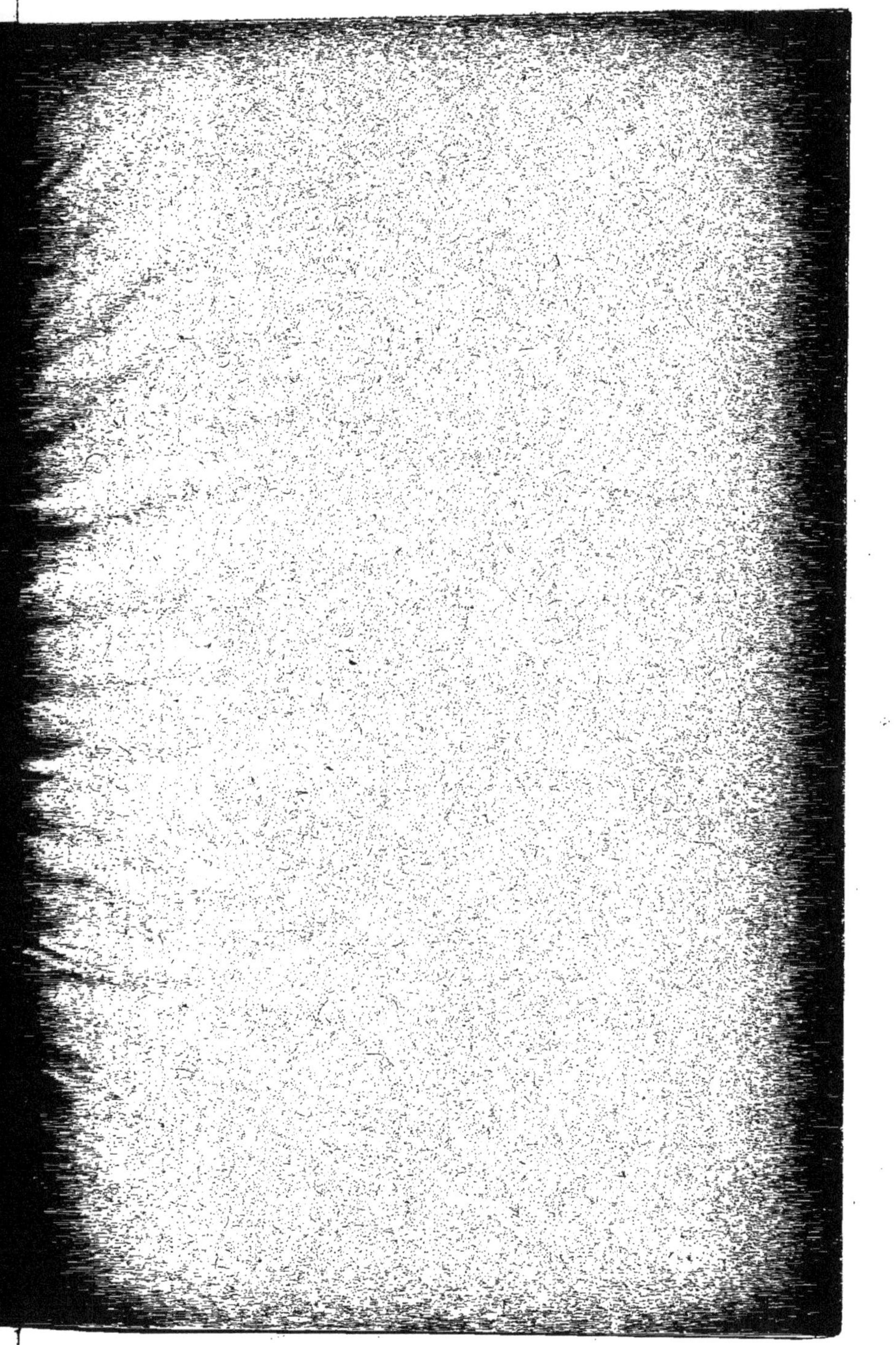